Bienvenidos al mundo del corte de cabello

Para las madres que quieren aprender a cortar ellas mismas el cabello a sus hijos, o para aquellas personas que desean iniciar un nuevo emprendimiento laboral, presentamos este práctico manual de corte de cabello.

En estas páginas el lector encontrará la descripción detallada de diversas opciones para niñas y niños, acompañada por fotografías a todo color.

Rebajado para varón con tijera, corte con máquina: son las opciones para ellos. Para ellas, en cambio, desmechado en cabello largo y corte carré.

Además, información útil sobre tijeras y demás accesorios básicos, y consejos profesionales sobre preparación del cabello y otros aspectos de la profesión.

Se trata, en definitiva, de un material de gran valor didáctico, para que conocer los secretos del corte de cabello esté al alcance de todos.

Sumario

Cortes de cabello para niña

Modelo: Belén

• Tipo de cabello: lacio, muy fino.

• Tipo de corte: carré

Con las siguientes características:

a) corte carré, sin desmechado, recto;

b) retoque de flequillo espeso, desmechado.

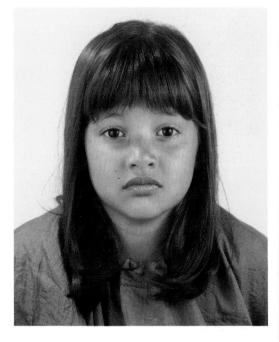

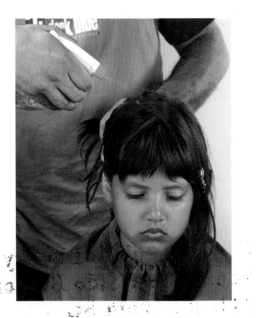

1

Comenzamos humedeciendo con vaporizador el cabello, limpio y desenredado. Peinamos para que la humedad sea pareja.

Si está muy enredado...

Si resulta difícil peinar el cabello, puede diluirse un poco de crema de enjuague en el agua del vaporizador.

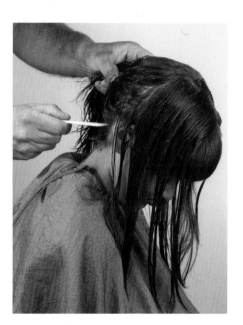

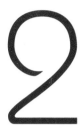

Dividimos la cabellera en secciones para cortar por partes y obtener un carré perfecto.
Peinamos y llevamos los laterales hacia adelante, para comenzar a trabajar con la parte posterior, desde la nuca hacia arriba.

A partir de la oreja

La división del cabello en laterales se realiza tomando la oreja como referencia. A partir de cada oreja se lleva el cabello hacia adelante.

Separamos la primera porción trazando una raya horizontal con el peine, en la parte inferior de la nuca.
Recogemos el resto del cabello torzándolo y fijándolo con un broche. Trabajaremos cortando por capas, ya que si cortáramos todo el volumen de cabello de una vez, el carré quedaría desparejo.

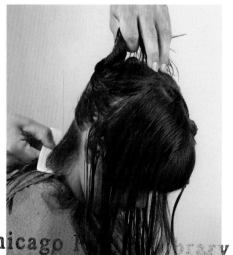

4

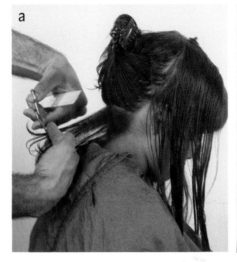

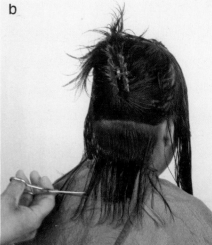

A diferencia del corte de Sole, que sigue a éste, la tijera no se ubica para cortar en forma perpendicular a los dedos, sino en forma paralela, pues queremos que el cabello quede bien recto, sin movimiento en las puntas. Esta primera capa a cortar será la guía para establecer la longitud del resto del cabello.

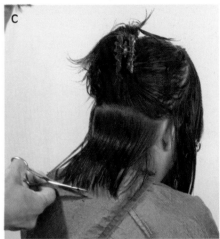

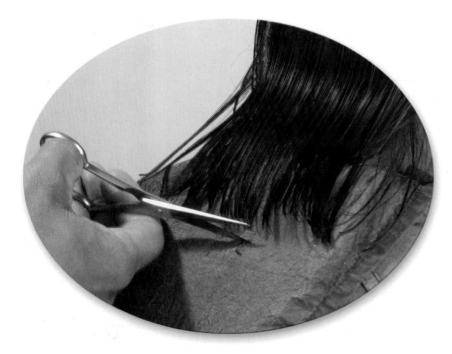

El cabello se corta utilizando la punta de la tijera. No se toman grandes porciones de cabello con todo el largo del filo de la tijera, para que el corte sea preciso.

Opción

Si la primera capa se corta más que el resto del cabello, el carré tendrá más volumen porque esta primera capa, más corta, se curvará naturalmente hacia adentro, sosteniendo al resto del cabello e impidiéndole que caiga recto. En el caso de Belén, cortaremos todas las capas con exactamente el mismo largo.

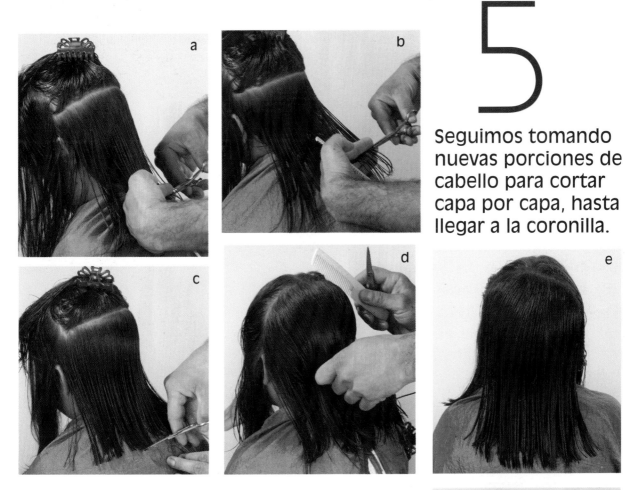

5 Seguimos tomando nuevas porciones de cabello para cortar capa por capa, hasta llegar a la coronilla.

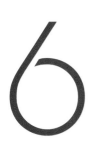

6 Ahora comenzaremos a cortar los laterales. Si el cabello se ha secado, se lo volverá a humedecer con el vaporizador. Primero trabajaremos dividiendo el lateral, trazando con el peine y separando en mechones con rayas verticales,

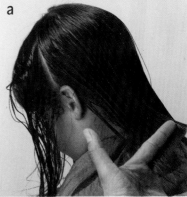

es decir, en forma inversa a como se trabajó la parte posterior.

Cada porción de cabello se lleva hacia atrás para tomar como guía el largo obtenido en la parte posterior.

Se sigue cortando cada mechón de ese lateral y, una vez que terminamos, peinamos bien.

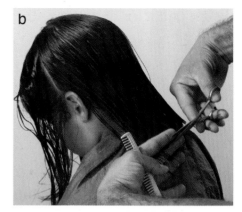

7

Ahora, dividiremos nuevamente este lateral en capas pero con rayas horizontales. Esto nos servirá para emparejar el largo. En este caso, el cabello no se lleva hacia atrás.

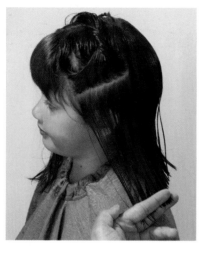

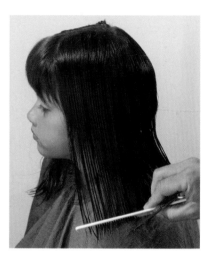

8

Trabajamos capa por capa, hasta llegar a la coronilla. Repetimos el procedimiento con el otro lateral.

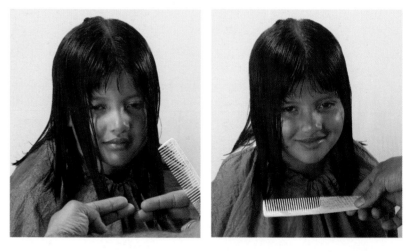

Peinamos, tomamos las primeras mechas de los laterales y las

llevamos hacia delante, para hacer control de puntas. Rectificamos errores y peinamos.

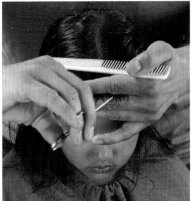

9

Ahora, el flequillo.
Belén ya tiene, y so-
lamente lo desme-
charemos.

Humedecemos el cabello en la zona
del flequillo, peinamos y comenzamos a cortar.
Primero vamos a emparejar el largo.
Para ello, tomamos el flequillo con
los dedos, con el cabello bien estira-
do, lo levantamos hacia arriba y damos "picotazos" con la tijera, ubicada
en forma perpendicular a los dedos.

Con respecto al largo,
debemos tener en cuenta
que cuando se seque, el
cabello tenderá a levan-
tarse. Por lo tanto, cortaremos el flequillo más
largo de cómo deseamos
que quede finalmente.

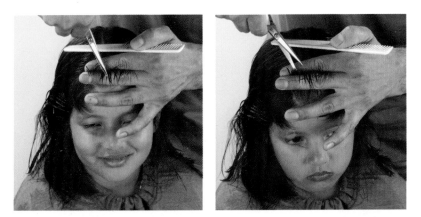

10

Para desmechar,
tomaremos nue-
vamente el flequi-
llo con los dedos, pero más cerca de su nacimiento, para que la
longitud de la mecha que queda para cortar sea mayor. Esto es
así porque cortaremos algunas mechas más que otras. La tijera
corta apenas, con la punta, pequeñas mechas.

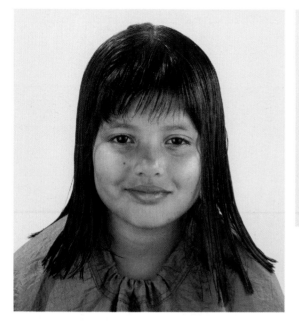

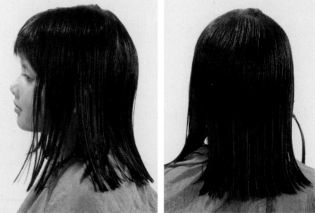

Aquí vemos distintos planos del corte terminado, con cabello mojado.

Y ahora, distintos planos del corte, con cabello seco. Nos despedimos de nuestra modelo... ¡Gracias, Belén!

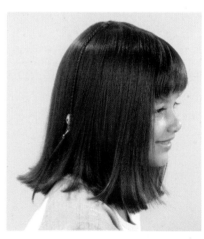

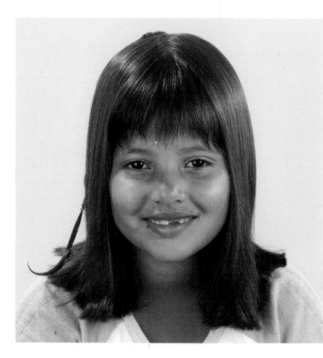

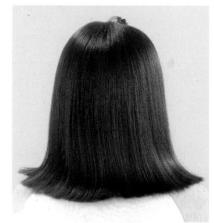

Modelo: Sole

• Tipo de cabello: lacio, fino, mucha cantidad.

• Tipo de corte: largo rebajado

Con las siguientes características:

a) corte carré, con movimiento en las puntas;

b) un desmechado para el marco de la cara que muere en el largo final del corte (para ello retomaremos un flequillo que ha crecido bastante);

c) y retoque de flequillo liviano.

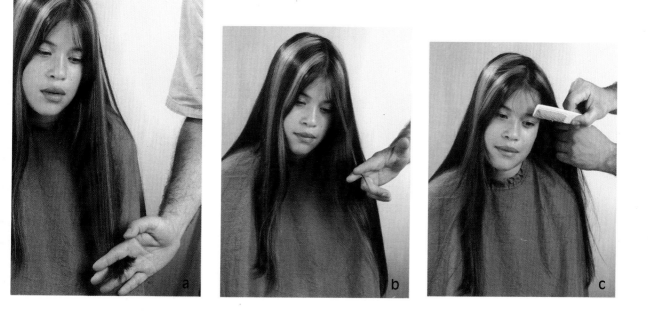

1

Comenzamos a trabajar humedeciendo, sólo con agua, el cabello perfectamente limpio y desenredado. Vamos peinando para que el agua se distribuya en forma regular.

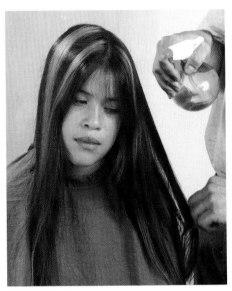

2

Dividiremos la cabellera en sectores para obtener un trazo recto. Si cortamos toda la masa de cabello de una vez es imposible obtener un acabado prolijo.

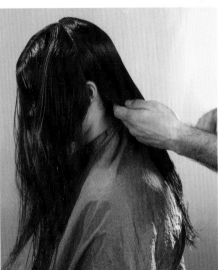

En principio, peinamos los laterales hacia adelante.

3

Peinamos el cabello y dividimos el largo en capas para empezar a cortar, y recogemos el cabello restante con la ayuda de un broche, torzándolo ligeramente para evitar que se enrede.

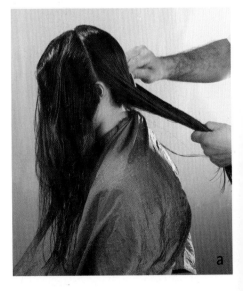

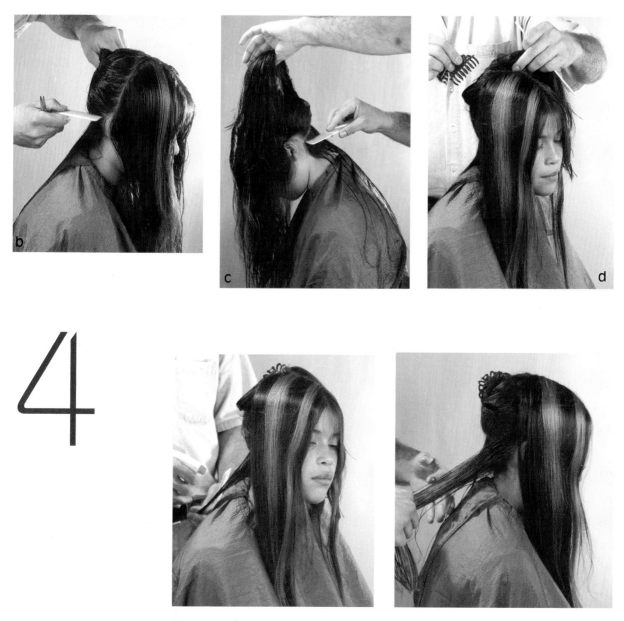

4

Humedecemos ese sector y lo peinamos.

En caso de cabello muy fino...

Cuando el cabello es muy fino y se enreda
con facilidad, es conveniente humedecerlo
en una pileta, colocarle un poco de crema,
y enjuagar ligeramente retirándola parcialmente.
Así será más fácil peinarlo.

5

En esta primera sección defini- remos el largo del corte y vamos a tratar de desechar las puntas dañadas.

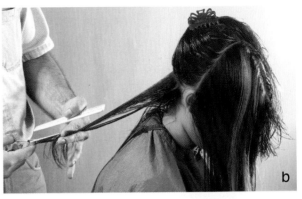

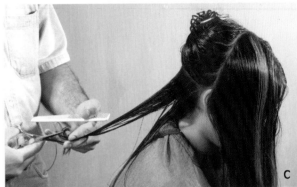

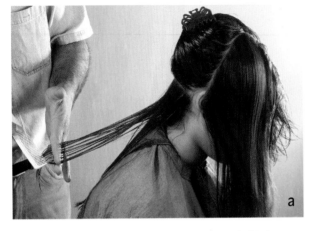

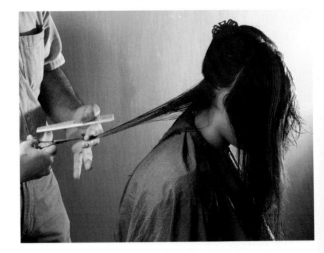

¿Cómo cortar?

Sostenemos la mecha de cabello y con la tijera perpendicular a los dedos cortamos poco a poco (como si se dieran picotazos). De esta forma vamos a obtener cierto movimiento en las puntas y evitare- mos la caída pesada de un corte carré o cuadrado. La primera capa la cortamos casi contra el cuerpo y luego vamos levantando el ángulo del corte. Así la de aba- jo queda más larga que las su- cesivas superiores, el cabello queda más liviano, más vaporo- so, y todo esto le da dinamismo al corte.

VARIANTES:
Corte salvaje

• Para un corte irregular, salvaje (sauvage), con mechas de distinto largo, tomaríamos el cabello como se indica en la fotografía. Siempre trabajaríamos, de todas formas, con una mecha guía para saber cuánto cortar.

• Otra forma de corte salvaje es torzar las mechas, y apoyar el filo de la tijera para que corte un poquito, unas dos o tres veces por sección de cabello, de acuerdo con el largo, y en distintas posiciones. De esta forma va quedando también en capas.

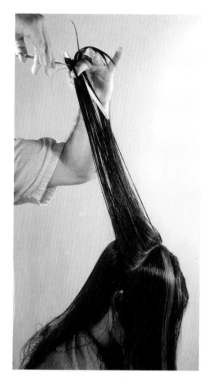

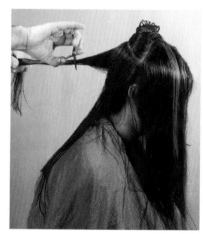
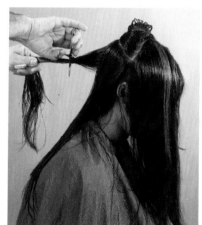

Además, al seleccionar las secciones de cabello las iremos levantando hasta formar un ángulo de noventa grados, como se observa en las fotografías.

6

Poco a poco, bajamos capas de cabello y cortamos según la guía de la sección anterior hasta completar todo el volumen.

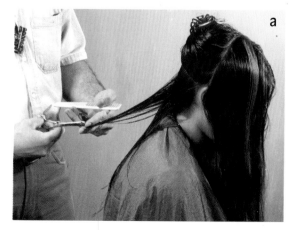

a

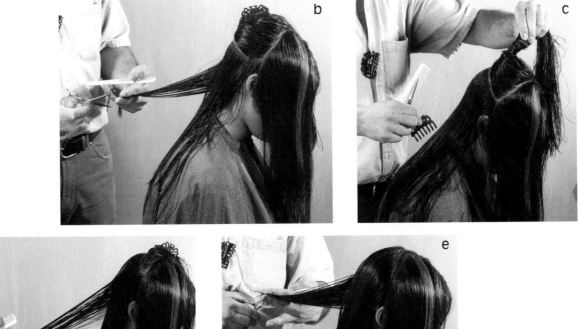

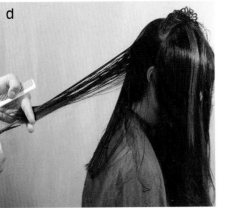

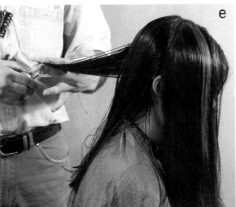

7

Entonces damos los últimos retoques.

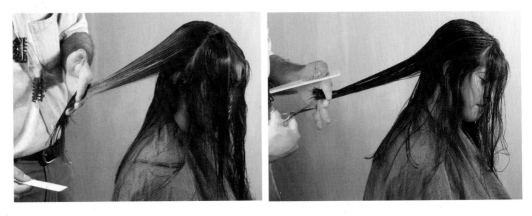

Importante

El cabello, cuando está mojado, parece más largo. Téngalo en cuenta respecto del largo final deseado. De húmedo a seco, un cabello lacio "se levanta" no más de 2 cm.

8

Para cortar los laterales, en principio peinamos el cabello y trazamos una raya al medio en la coronilla, para tener la misma cantidad de cada lado. Esto se realiza así aunque la niña suela peinarse hacia un lado. Cotejamos entonces el largo del lateral con el largo final que quedó atrás.

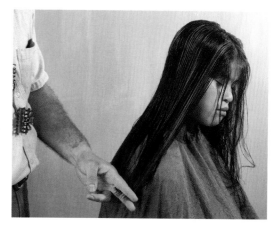

9

Volvemos a dividir el cabello en capas, reteniendo el resto del lateral con un broche y cortamos siguiendo la guía de la primera sección.

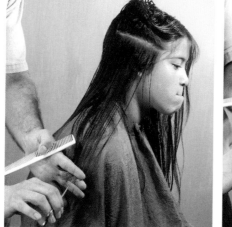 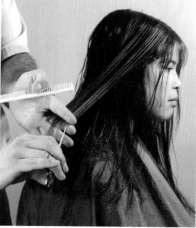

10

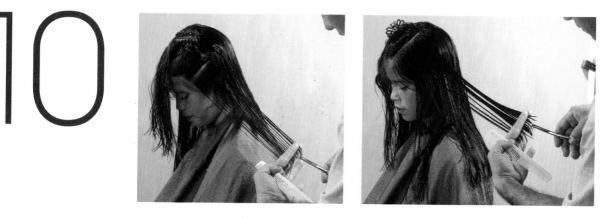

Procedemos de igual modo con el otro lateral.

11

Peinamos todo el cabello hacia adelante y rectificamos el largo.

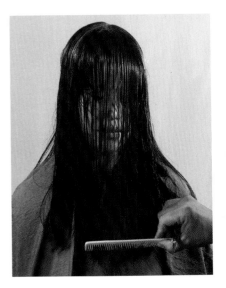

12

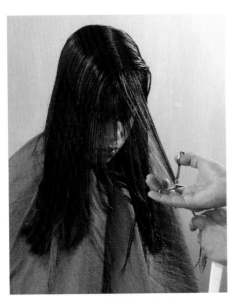

Luego, tomando como referencia la raya que divide los laterales e inclinando la tijera hacia fuera, rebajamos el frente de los laterales a partir de aquel flequillo largo que señalábamos en la presentación del corte.

Como se aprecia en la fotografía, el largo final está dado por los laterales.

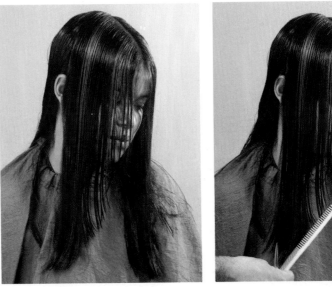

VARIANTE

Si, en cambio, dividimos toda la cabellera en dos, y rebajamos, por ejemplo, desde el mentón hasta el largo final del cabello, la terminación de la espalda será en punta.

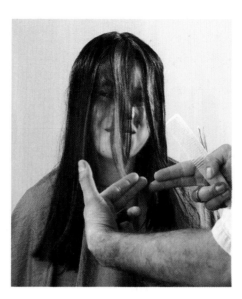

13

Repetimos el procedimiento sobre el otro lado, tomando uno como referencia del otro.

14

Llegó la hora de definir el flequillo verdadero, con un estilo liviano ("unos pocos pelitos"). Todo flequillo básico surge de un triángulo. La profundidad del mismo traerá más cabello y dará como resultado un efecto más espeso.

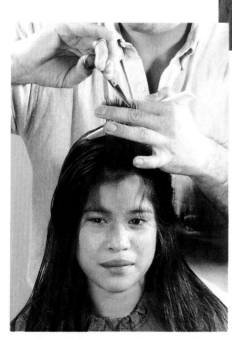

15

Una vez separado el cabello, lo cortaremos.

Importante

El cabello está mojado. Cuando se seque tenderá a levantarse, a esponjarse; por lo tanto debemos cortarlo un poco más largo (1 cm más en el caso de un cabello lacio como el de Sole). Podemos tomar como referencia las cejas. Tenga en cuenta que si la niña sonríe, éstas se elevarán y el flequillo quedaría demasiado corto.

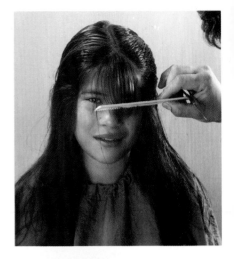

Veamos distintos planos del corte terminado, con cabello mojado.

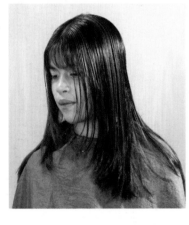
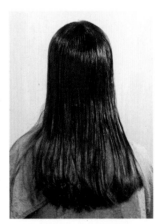
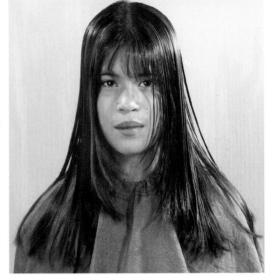

Veamos ahora distintos planos del corte terminado, con cabello seco, y nos despedimos de nuestra modelo. ¡Gracias, Sole!

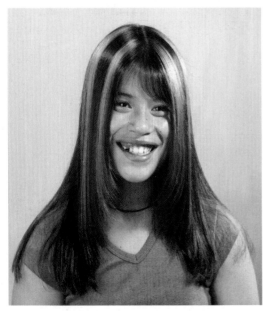
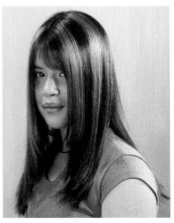
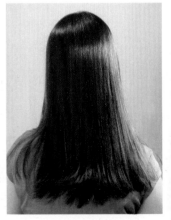

Cortes de cabello, para Varón

Modelo: Nico

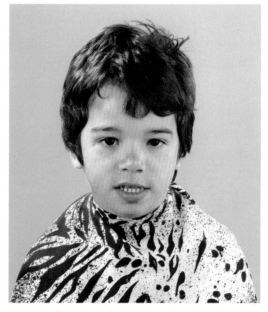

• Tipo de cabello: lacio. (Exige mayor precisión, ya que las imperfecciones se destacan por la "caída" natural del cabello. Un mal tijeretazo se disimula más en un cabello ondulado.)

• Tipo de corte: rebajado clásico

1

Comenzamos a trabajar humedeciendo, sólo con agua, el cabello perfectamente limpio.

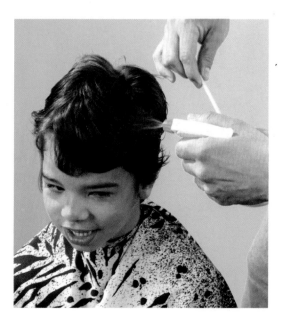

Cabello, ¿húmedo o seco?

• El cabello se corta siempre cuando está húmedo, porque es más manejable de esa forma.

• Debemos utilizar un vaporizador para que el cabello no esté demasiado mojado y para poder rectificar la humedad mientras se realiza el corte.

• Para verificar si el corte está bien hecho, se puede secar el cabello, pues así se aprecian los defectos. Esas imperfecciones pueden solucionarse sin necesidad de humedecer nuevamente, ya que el volumen de cabello a cortar es mucho menor.

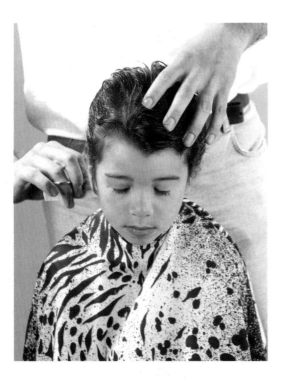

2

Peinamos el cabello y dividimos la parte baja de la nuca por la mitad, para empezar a cortar, por atrás.

Las tijeras

Convienen aquellas que tengan filo de navaja porque si queremos desmechar no se trabarán. Se sostiene la mecha de cabello y el excedente se elimina con breves cortes. Esto permite medir la uniformidad del trabajo.

3

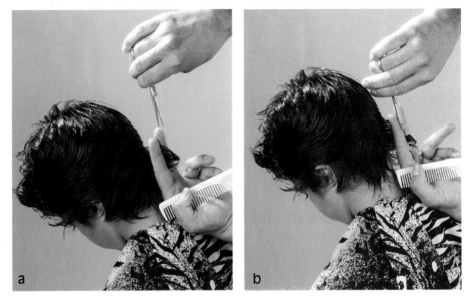

Vamos tomando mechones y aplicando la técnica del rebajado, clave de este corte (ver detalle en pág. 22), la nuca va a quedar como achatada, respetando la forma de la cabeza (ya que se le quita volumen).

4

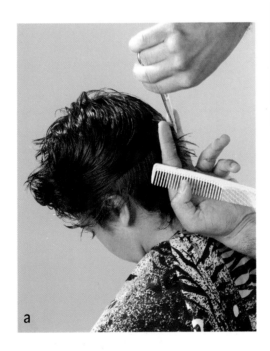

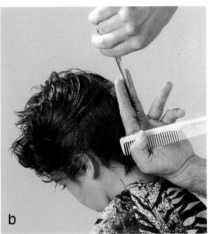

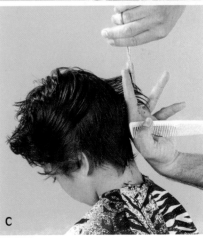

A medida que terminamos con la parte de la nuca, vamos subiendo, agregando más cabello para cortar. Pasamos a la parte más alta de la nuca.

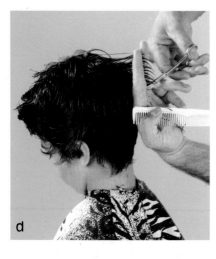

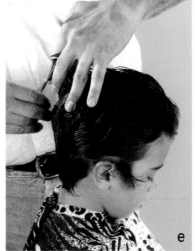

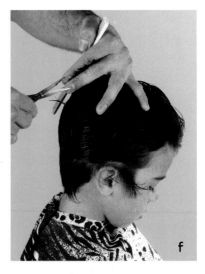

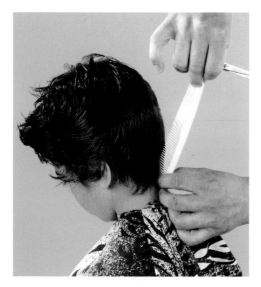

El ángulo de corte va ampliándose para que quede más rebajada la zona de la nuca.

Se toma, como guía, no sólo la posición de los dedos sino mechones de cabello recientemente cortado (es decir, una mecha guía).

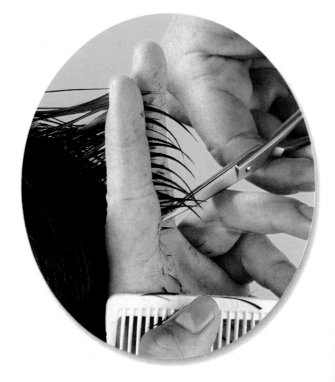

Luego de la nuca alta, continuamos por la parte de cúspide, siguiendo mechas guías de la sección anterior (nuca alta). Aquí, el cabello se puede dejar largo, para peinar con jopo; o bien corto, para modelar con gel.

5

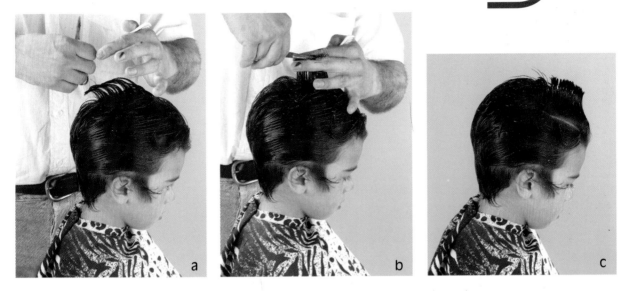

a   b   c

¿Remolinos?

En esta zona de la cabeza hay que tener mucho cuidado porque suele haber muchos remolinos.

En este tipo de corte, lo más aconsejable es tocarlos lo menos posible o cortar poco, para no pronunciarlos. Si cortamos mucho, el remolino se marca más, y el cabello parece más rebelde.

6

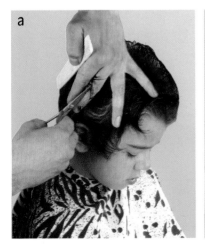

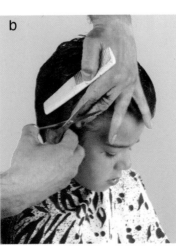

a   b

Una vez que se trabajó la zona de cúspide, seguimos con los laterales. Partimos de una de las guías del corte de la zona central.

7

Entonces emprolijamos sólo con tijeras la zona de las patillas y con la técnica de la tijera sobre el peine damos los últimos retoques al lateral.

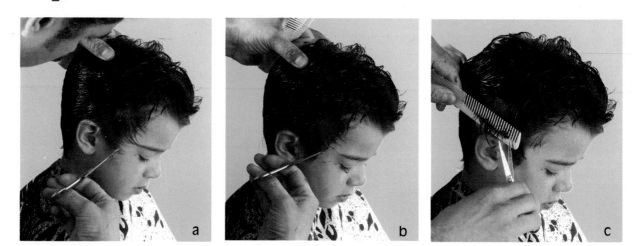

a   b   c

8

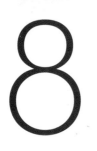

Con tijera, también, emprolijamos todo el contorno de la oreja.

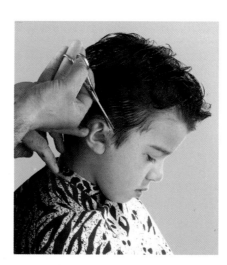

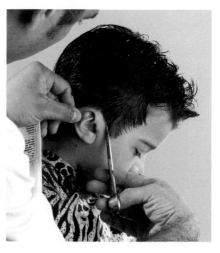

Luego repetimos el procedimiento en el otro lateral.

Sugerencia

Este mismo corte puede realizarse completamente con la técnica de la tijera sobre el peine y de esa manera el cabello quedará más cortito. En ese caso, la guía está dada por el lomo del peine, apoyado sobre el cuero cabelludo. La tijera corta en forma perpendicular al peine: si se la ubica en forma paralela se notarán "escalones".

9

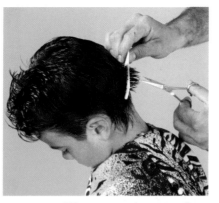 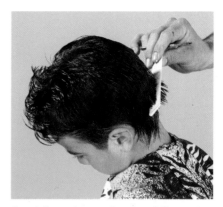

Emprolijamos la nuca con la técnica de la tijera sobre el peine, y hacemos un control de puntas.

10

Repasamos también el largo de cúspide.

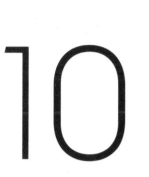

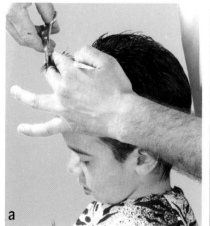

a

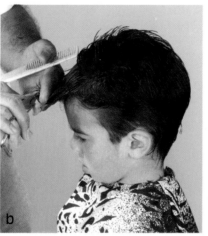

b

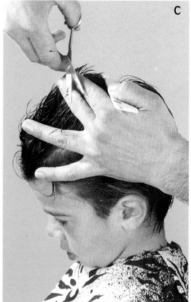

c

11

Marcamos las patillas. Para ello debemos tomar un punto de referencia.

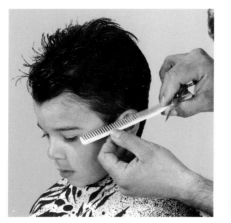 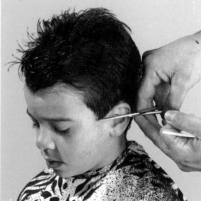

Y según el largo elegido por el niño, nos guiaremos por el ángulo del ojo o el final de la ceja, para fijar un largo.

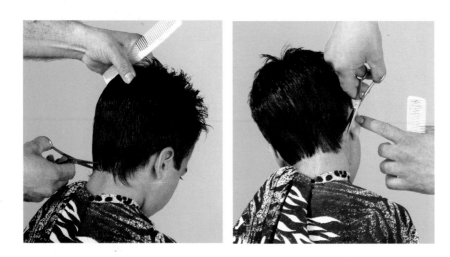

12

Marcamos la nuca.

Sugerencia

La terminación de patilla y la eliminación de pelusa en la zona de la nuca pueden realizarse a máquina.

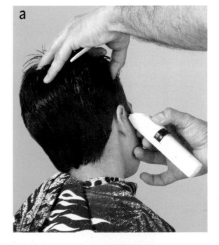

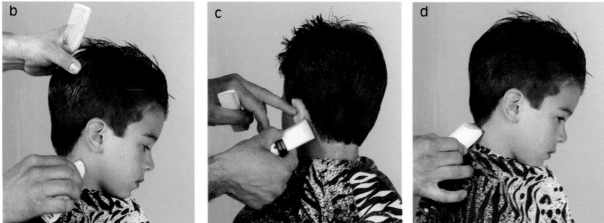

Veamos entonces distintos
planos del corte terminado,
con cabello mojado.

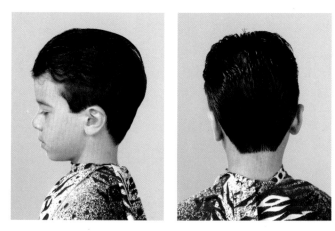

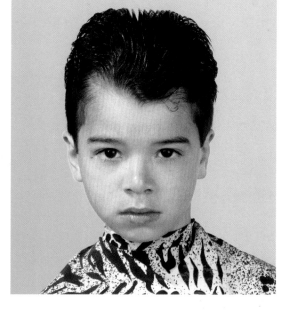

Al secar el cabello

Debemos darle forma con las manos, usando nuestros dedos como peine. Para acelerar el proceso de secado en la nuca, podemos alborotar el cabello que, como está corto, no quedará despeinado.

Veamos entonces distintos
planos del corte terminado,
con cabello seco.

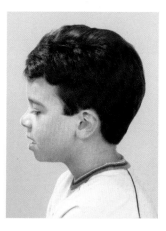

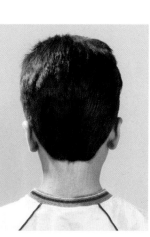

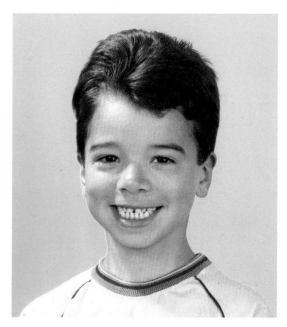

• Tipo de corte: a máquina

Se realiza generalmente con el cabello seco porque, como el peine de la máquina apoya sobre el cuero cabelludo, el corte respeta la forma de la cabeza y se obtiene, indefectiblemente, un largo uniforme.

Si el cabello está muy largo, de acuerdo con la potencia de la máquina utilizada, no necesariamente deberemos hacer un rebajado previo con tijera.

Al igual que en el corte anterior, comenzamos por la nuca.

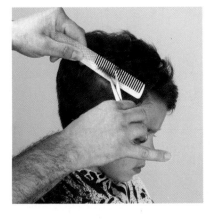

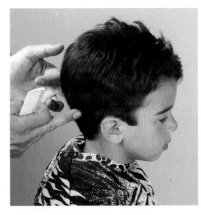

Esto nos da, además, la opción de combinar nuca y laterales a máquina con cúspide más larga, rebajada con tijeras.

En ese caso, será necesario borrar, con la técnica de tijera y peine, el límite que quedará al cambiar las herramientas, combinando los dos largos de cabello.

Otra opción es combinar dos peines de la máquina: uno mediano para nuca y laterales; y el más largo, para la cúspide.

Cada peine indica un largo de cabello. Para Nico, hemos elegido el más largo (en esta máquina, grado 4).

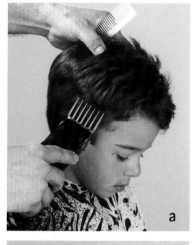

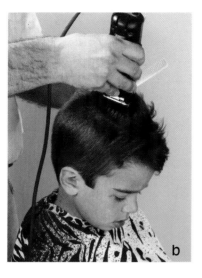

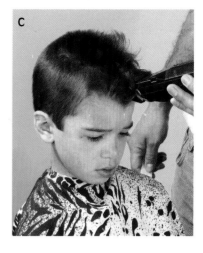

Importante

Cortando a máquina, sin colocarle ningún peine, se elimina todo el cabello y el cuero cabelludo queda verdaderamente terso.

Y ahora sí, nos despedimos de Nico y le damos las ¡gracias!

Otra vez, remolinos

Con el trabajo a máquina, los remolinos deben cortarse profundamente y siguiendo su orientación, ya que con el cabello corto quedan más expuestos. Sin embargo, con un estilo muy pero muy corto (menos de 1 cm) ya no se percibe la dirección que adopta el cabello.

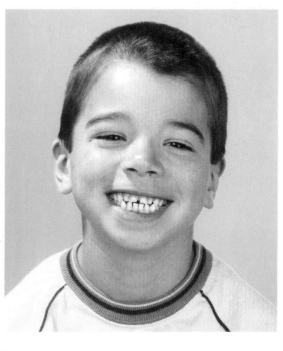

Las herramientas

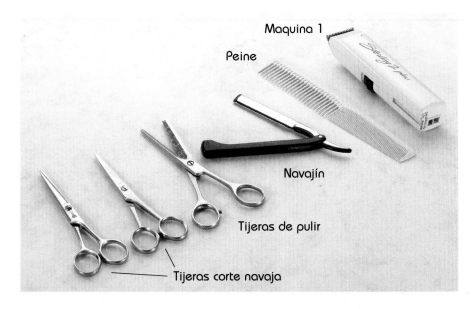

Maquina 1
Peine
Navajín
Tijeras de pulir
Tijeras corte navaja

Tijeras corte navaja

Para desmechar, para rebajar y para detalles de terminación (patillas, nuca).

Tijeras de pulir

Poseen una hoja lisa, con filo, y una hoja dentada. Sirven para eliminar imperfecciones de un corte; para suavizar las ondas de cabellos rizados; para entresacar, quitando volumen.

Las tijeras deben ser de buena calidad y estar bien afiladas.

Navajín

Filo descartable (como una hoja de afeitar).

Peine

Puede utilizarse cualquier peine, teniendo en cuenta, únicamente, que si el cabello es fino se utilizará la sección que tiene los dientes más apretados. Si el cabello es abundante, en cambio, se utilizará la sección de dientes abiertos.

Máquina 1

Para eliminar pelusa, emprolijar la nuca y las patillas. (Para adultos, pueden agregarse peines de distintas medidas, para cortar barba.)

Máquina 2

Para cortar el cabello en distintos largos, utilizando el set de peines que la acompañan.

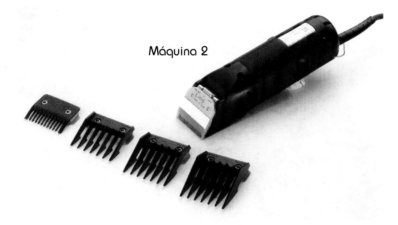

Máquina 2

Cepillo de peluquería

De cerdas abundantes y suaves, para quitar los restos de cabello. (Opcional.)

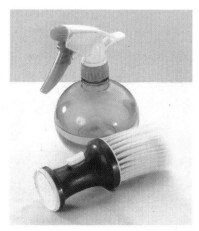

Vaporizador

Sirve cualquiera que arroje una lluvia fina, completamente limpio, y con agua.

Bergesio, Sergio C.
    Sepa cómo cortar el cabello a niños. - 1ª. ed. -
Buenos Aires: Grupo Imaginador de Ediciones, 2004.
    32 p.; 28x20 cm.

    ISBN 950-768-460-3

    1. Peluquería. Cuidado del cabello
    CDD 646.724

Asesoramiento profesional en textos y producción fotográfica: Ricardo Urquía

Fotografías: Alberto Cifarelli

I.S.B.N.: 950-768-460-3

Primera edición: febrero de 2004
Última reimpresión: 2.000 ejemplares, noviembre de 2004

Este libro se terminó de imprimir en
Verlap S.A.
Spurr 653 - Avellaneda
Noviembre de 2004